AF451265

¿CÓMO ALCANZAR TU PESO IDEAL SIN VIVIR A DIETA?

Marcos Masri Ch.

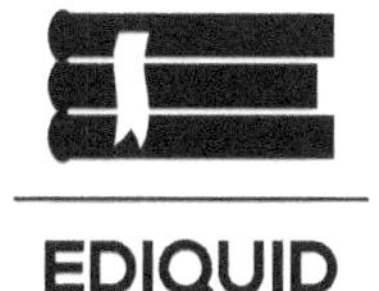

EDIQUID

¿CÓMO ALCANZAR TU PESO IDEAL SIN VIVIR A DIETA?
© Marcos Masri Ch.

Editado por: Corporación Ígneo, S.A.C.
para su sello editorial Ediquid
Av. Arequipa 185 1380, Urb. Santa Beatriz. Lima, Perú
Primera edición, marzo, 2022

ISBN: 978-612-5042-87-3
Impresión bajo demanda

Hecho el Depósito Legal en la Biblioteca Nacional del Perú N° 2022-02275
Se terminó de imprimir en marzo de 2022 en:
ALEPH IMPRESIONES SRL
Jr. Risso Nro. 580 Lince, Lima

www.grupoigneo.com
Correo electrónico: contacto@grupoigneo.com
Facebook: Grupo Ígneo | Twitter: @editorialigneo | Instagram: @grupoigneo

Diseño de portada: Susana Santos
Corrección: Ninoska Adames
Diagramación: Gisela Toledo

Colección: Integrales

Índice de contenido

Gracias por tu compra.

Reenvía tu recibo a la web: www.alcanzatupesoideal.com y te enviaré de regalo un webinar acerca del efecto que tiene el azúcar en tu cuerpo. En él te revelaré el truco que te permitirá controlar los antojos y la ansiedad.

Agradezco a Dios, por brindarme la oportunidad de encontrar mi pasión y así poder ayudar y servir a otras personas.

A Reyna, mi esposa, quien me ha acompañado en todas y cada una de mis locuras. No hubiera podido transformar mi estilo de vida sin su ayuda en todo momento. Gracias por creer en mis sueños, por escucharme, por aconsejarme y por arremangarte las mangas conmigo hasta lograrlo.

A mis hijos Rina, Ruth y Alberto, quienes son mi fuente de inspiración para convertirme cada día en una mejor versión de mí mismo y así educarlos y guiarlos con mi mejor ejemplo.

A cada uno de mis mentores, por haberme transmitido su conocimiento y experiencia para convertirlo en aprendizaje.

A ti, que me das la oportunidad de guiarte a crear tu propio estilo de vida saludable.

Introducción

La historia de *¿Cómo alcanzar tu peso ideal sin vivir a dieta?* es también mi propia historia: lo que transformó mi vida y la de mi familia; así como los cimientos de un programa que se ha vuelto un fenómeno.

Entiendo lo desesperada que puedas estar por buscar una solución que sea fácil y rápida, pero lamento decepcionarte, ya que hasta ahora no sé si eso exista, mas sí conozco en carne propia la transformación física y emocional por la que tienes que pasar y, si eso es lo que buscas, tengo dos opciones para ti: que leas este libro hasta el final y si logras cambiar la idea de que no existe la receta mágica, ya con eso valdría la pena. Además, sé que al transformar tu vida para siempre serás un ejemplo para las valiosas personas que te rodean. La otra opción es simple: no pierdas tu valioso tiempo y devuélvelo, lo último que quiero es quedarme con tu dinero si no te puedo ayudar.

Esto no es un plan de dieta, no son una serie de menús para decirte qué deberías desayunar, comer o cenar, es muy probable que «hayas probado todo» para alcanzar tu peso ideal, que conozcas todas las dietas que hay por ahí, dado que existe tanta información al alcance de nuestros dedos que ya no sabemos a quién hacerle caso ni qué hacer, aun así, es posible que no lo hayas logrado de manera sostenible.

Quizás escuches que no debes consumir lácteos porque inflaman, tampoco carne roja porque provoca muchas enfermedades cardiovasculares ni pollo porque tiene hormonas, menos pescado porque tiene mercurio; leíste o escuchaste que las frutas y verduras contienen pesticidas, así que «consume orgánico» y al terminar abrumada es común que te cuestiones: entonces ¿qué como? Porque ahora resulta que ¿todo me hace daño?

La realidad es que no tienes que comer orgánico para tener un estilo de vida saludable y mucho menos si tu economía no te lo permite. Hay muchos pasos que dar antes de llegar a ese punto, aun cuando pareciera ser el primer paso.

Descubrí que, con la información, el soporte y la compañía adecuada se puede cambiar. Yo cambié mi vida, pude transformar la vida de mi familia y la vida de cientos de personas. Ahora mi compromiso es contigo y con tu familia.

Desde hace unos años hemos enfrentado una de las epidemias más grandes de salud, me refiero a la **diabesidad**, la unión de la diabetes con la obesidad.

Empezó como una enfermedad de personas mayores, pero hoy nos damos cuenta de que no tiene edad, sexo o religión; sabemos que los niños de hoy en día están creciendo con serios problemas de diabetes y obesidad. El porcentaje de personas con este padecimiento se incrementa cada vez más y, lo preocupante, es que lo hace de manera exponencial.

Te invito a que hagas un pequeño ejercicio la próxima vez que vayas al supermercado o a algún lugar concurrido y, sin juzgar, observes a la gente que está a tu alrededor para que puedas comprobar lo que te estoy diciendo. Son contadas las personas que podrías separar en una fila porque están en su peso ideal, porque se ven alegres, porque están activas y llenas de energía. La gran mayoría está atrapada en uno o más círculos viciosos.

Si es tu caso, quiero que en este momento sientas compasión de ti misma, yo sé lo que implica intentar una y otra vez lo mismo sin tener el resultado deseado, pero es muy probable que no todo sea tu culpa y que, a partir de este momento, aprendas con las herramientas que te voy a dar a romper esos círculos viciosos y que empieces a crear círculos virtuosos con pasos pequeñitos para que sean sostenibles; es más importante dar pasos firmes que pasos grandes.

Así fue como encontré mi misión de vida y fundé Nutri2.MX, para ayudarte y para que tú, con tu ejemplo, puedas ayudar a otras personas. Desde ahora te guiaré para que adquieras muchos conocimientos acerca de lo que sucede en tu propio cuerpo y a lo que, por lo general, no le prestas mucha atención. Tu cuerpo no habla el mismo idioma en el que estamos hablando tú y yo ahora, en realidad, es una máquina perfecta que no se brinca ni un solo latido y que realiza cada una de sus funciones, aun sin que te des cuenta.

Es indispensable empezar a escuchar a tu cuerpo, descifrar los mensajes y aprender de él, porque realmente todo el conocimiento está ahí dentro.

Cada persona es completamente diferente, cada quién tiene una historia de vida y ha pasado por diversas situaciones emocionales que impactan en los hábitos del día a día, por lo que es posible que lo que para una persona sea un alimento, para otra sea un veneno.

Lo que te funcionó ayer puede ser que no te funcione hoy, y es muy probable que no te funcione para siempre.

Mi deseo es que, a través de tu propia experiencia, impactes en las personas que te rodean, y así juntos, tú y yo, resolvamos de raíz este problema que tienes ahora y se lo evites a tus futuras generaciones.

CAPÍTULO 1

El origen del problema

Todo parte de la educación que tuvimos desde pequeños y, como consecuencia, adquirimos los hábitos que tenemos hasta el día de hoy. La mayoría de las personas tenemos una buena idea de lo que deberíamos hacer para perder peso, pero no sabemos cómo lograrlo.

Los libros, las revistas y los medios te invitan a probar la dieta que ahora está de moda sin tomar en cuenta que no puedes vivir a dieta para siempre. Los pasos para que alcances tu peso ideal, sin vivir a dieta, no son cosas de otro mundo, son simples, pero ¡tienes que ejecutarlos!, si no te cuidas tú, nadie lo va a hacer por ti.

Este programa es exitoso, no inventé nada nuevo, no tengo la bola mágica ni soy el único que tiene el camino recorrido, sin embargo, lo he probado en cientos de personas desde que me di cuenta de que para poder alcanzar el peso ideal y mantenerte en él, debes cambiar tus hábitos y crear tu propio estilo de vida saludable, haciendo cambios pequeñitos hasta encontrar lo que funcione para ti.

Cuando creas un estilo de vida saludable, el sobrepeso en tu cuerpo empieza a desaparecer de forma automática, ya que tu cuerpo, a través del sobrepeso, te envía una señal para decirte a gritos que le estás haciendo daño día a día, comida tras comida, bebida tras bebida y parranda tras parranda, ¿qué estás sembrando para tu vejez?

El problema es que si en este momento, que ya has dado **un gran paso** al adquirir este libro y leerlo hasta aquí, yo te preguntara: ¿por dónde empezamos? Estoy seguro de que harías una lista interminable de cosas por hacer como iniciar con el ejercicio, comer más nutritivo, tomar menos alcohol, dejar el cigarro, etc., y creerías que las obtendrías todas si empiezas mañana mismo o, más común, «el próximo lunes».

Es esa clásica lista de proyectos de Año Nuevo que se queda escrita en la mente durante el conteo. En la mayoría de los casos eso se vuelve insostenible porque, cuando menos te des cuenta, ya estarás en febrero, se te pasó enero resolviendo lo urgente y no alcanzaste ni el primer punto de la lista (si es que todavía tienes la lista en mente).

Lo que sí te puedo asegurar es que te vas a encontrar con muchos obstáculos en cada uno de esos intentos hasta llegar a pensar que «la vida conspira en contra de tus planes saludables».

¿Quién es Monster?

Le he puesto un nombre a una gran cantidad de fuerzas con mucho poder y extraordinaria influencia. Empecemos por uno de los círculos viciosos que te mostraré más adelante, donde una cosa te llevará a la otra.

Imagina un laberinto con muchas entradas que te llevan hacia la misma salida, pero esta se convierte en una entrada más.

Lo único que tiene que hacer Monster, con ese gran poder, es colocarte en una de las tantas entradas y solita te perderás en el laberinto. A diario, en este trayecto te enfrentas a diferentes circunstancias y obstáculos para que si no caigas, resbales.

La industria de los alimentos tiene una gran influencia en las decisiones que tomamos, fabrican los alimentos que tenemos disponibles a nuestro alcance y su principal interés es ofrecer mejores rendimientos a sus inversionistas, incluso, a costa de tu salud.

Los productos que te venden pasan varios años en investigación y desarrollo, con grandes inversiones de millones de dólares hasta lograr el punto perfecto que se obtiene al mezclar tres poderosos ingredientes: azúcar, grasa y sal.

Cuando lo han encontrado, lo ponen a prueba y verifican que, una vez que lo consumas, no puedas dejar de comerlo, para que lo vuelvas a comprar, es así como ellos obtienen su éxito y lo hacen con tal descaro que hasta te retan: «¿A que no puedes comer solo una?», como decía una campaña publicitaria en México.

Una vez que crean el producto lo colocan en empaques llamativos, coloridos y brillantes, y saben a la perfección dónde deben colocar sus productos para que estén a tu alcance «cuando más los necesites» y provocarte, incluso, que los compres por impulso.

Como estamos hablando de un producto nuevo, cabe mencionar que las industrias invierten grandes cantidades de dinero en campañas de publicidad para enseñarte cómo, en dónde y con quién «debes consumir su producto» y así es como te van educando. Puedes encontrarte con videos de «otras personas como tú» que reciben dinero a cambio de mostrarte cómo utilizan el producto de diferentes maneras y los resultados que obtienen de inmediato al consumir el alimento en su supuesta vida cotidiana. No olvides que esas personas reciben dinero a cambio de una actuación, ellos no hacen uso de los productos como la gran mayoría de la sociedad termina haciéndolo y no los vuelven parte de su vida, porque antes de aceptar la contratación, conocen a detalle los riesgos y los perjuicios que implican y no están dispuestos a exponer de forma negativa su carrera y su vida.

La mercadotecnia tiene como objetivo provocar la venta, y a los vendedores no les importa si te engañan o si te hacen creer a ti y al 99 % de la gente algo diferente que provoque su beneficio.

Si hablamos de unas galletas, pensarías que, al comprarlas, solo las abres y te las comes, ¿cierto?

Pero ¿qué pasa en tu mente en el momento en el que ves un video viral en donde empanizan las mismas galletas, después las fríen y las sirven junto a una bola de helado?

¿Empiezas a salivar? ¿O te da asco de solo pensarlo?

Al verlo una y otra vez, y observar que las personas a tu alrededor las consumen, y «no les pasa nada», empiezas a creer que eso es lo normal, pero cuando menos te lo esperas, es tanta la tentación que en uno de esos bajones de azúcar de los que te hablaré más adelante, las terminas probando y, por supuesto, que le dan una explosión de placer a tu paladar.

Hoy debes estar consciente de que la publicidad nos bombardea desde que estamos en el vientre, es decir, está por todos lados, en canciones, muñequitos, películas y en todo tipo de estrategias para hacerte creer que si esa persona (o ese personaje) consume cierto producto, tú también lo deberías consumir.

Hay una cadena gigante de restaurantes de comida rápida (si a eso le llaman comida) que su éxito se debe a la Cajita Feliz, desde niños nos acostumbraron el paladar con una mezcla de emociones y con ese punto perfecto entre azúcar, grasa y sal.

El juguetito para los niños es una de sus principales estrategias para mantener a los pequeños y a sus papás como clientes cautivos, pero a los adultos que solo desean comprar una hamburguesa, los hacen sentir como bichos raros al no aceptar, por una fracción del costo, las papas y el refresco para acompañar la hamburguesa. Ese pequeño detalle es el responsable del gran éxito financiero del negocio pero, además, logra el equilibrio perfecto.

Hace unas décadas, la industria del refresco desarrolló el refresco de máquina con una intención más profunda que el simple hecho de abaratar sus costos en un expendio como el cine y de obtener mejores ganancias que las que obtienen al vender una botella o una lata, pero lo que nunca se imaginaron fue que lo que sembraron iba a tener un gran impacto unas décadas después, al ofrecerte *refill* gratis o una versión gigante por unos cuantos pesos más.

Han acostumbrado a una generación entera a que es normal consumir esa gran cantidad de refresco en unos cuantos minutos y esa misma generación, con su ejemplo, educa a la siguiente generación y la vuelve adicta desde niños, entonces, ¿qué crees que aprenderá la siguiente generación que está por nacer?

Alguien tiene que salir perdiendo

Juegan con tu mente como consumidor, te hacen sentir que tienes la obligación moral de aceptar el paquete grande porque, de lo contrario, tú eres la que estás perdiendo o, visto de otro modo, dejando de ganar.

Han educado a sus consumidores a consumir más y más de sus productos, a que compren de manera individual el tamaño familiar, tamaño que, con el tiempo, pasa a ser individual cuando llega una nueva versión del familiar.

Y así es como te enseñan que, para poder disfrutar de la película, debes tener un súper combo de nachos, palomitas y refresco en tus manos.

El tamaño sí importa

Hace varias décadas, una familia entera bebía una botella de doscientos mililitros de refresco mientras consumía sus alimentos. Hoy, las familias consumen más de dos litros, ¿cómo es que han logrado eso?

Me acuerdo cuando era niño, la lata de trescientos cincuenta y cinco mililitros era la porción individual. Un día sacaron una nueva presentación en una botella de plástico de seiscientos mililitros, casualmente, en ese mismo momento, salieron noticias acerca del aluminio y el daño al ambiente y le tiraron piedras a las compañías refresqueras.

Después, alcanzaron un nuevo éxito, según su versión de la historia, con su nuevo envase retornable, el cual, el día de hoy, se ha vuelto la porción individual. De un momento a otro y sin hacer mucho esfuerzo duplicaron la cantidad de producto que consumen las personas; como su producto crea adicción, se volvió normal su consumo diario. Y si eres de esas personas adictas, como algunas que he conocido, quizá no sepas tomar agua porque te oxidas.

Los productos *light*

Los productos *light*, de dieta, zero o cualquier otro nombre similar, son parte esencial del juego. Es una industria enorme la que controla este tipo de productos elaborados con edulcorantes artificiales y le hace creer a la gente, sobre todo a la que tiene diabetes, que «es seguro» consumir sus productos, cuando los edulcorantes artificiales provocan mucho daño solo porque son compuestos químicos que el cuerpo no reconoce, además de dañar el metabolismo; así, al demostrarte que son «cero calorías», juegan con tu mente.

Se pone de moda un nuevo edulcorante basado en una fruta o en una planta de un lugar recóndito del que, quizá, nunca habías escuchado hablar y producen videos para mostrarte el árbol donde crece, solo para venderte la idea.

La realidad es que cuando tú vas al súper y compras el edulcorante artificial, estás siendo engañada, pues el producto, además de tener los colores de la fruta o planta, tiene palabras como «natural» o «saludable», que no son reguladas por ninguna autoridad. Una caja de cereal que aparenta ser muy saludable, de color rojo por fuera porque tiene fresas y frutos rojos, contiene el 2 % de la fruta natural, eso es suficiente para ser el argumento de venta del producto, pero está muy lejos de ser saludable o de contener lo que la imagen llamativa del frente del producto representa. Las marcas te hacen creer que el edulcorante artificial, que nada tiene que ver realmente con la fruta o la planta natural, es saludable.

Tú misma puedes comprobar esto. Hablemos de la estevia, una planta de color verde que endulza cien veces más que el azúcar de caña, y cuando compras en el súper los sobrecitos, lo único que tiene de verde es el empaque que sirve para engañar a tu mente y hacerte creer que estás comprando un producto natural que contribuye con tu salud. Sorpresa: cuando abres el sobrecito, resulta que el polvito es blanco. La pregunta que tengo para ti en este momento es ¿cómo pasó de ser verde a ser blanco?

Splenda® es uno de los edulcorantes más comunes que se emplea en la actualidad, desde la primera taza de café por la mañana, hasta la preparación de postres. Más de 4000 productos en los estantes del súper lo contienen.

Se trata de un producto químico sintético preparado en un laboratorio; es cero calorías porque el cuerpo no posee la capacidad para metabolizar el compuesto molecular de forma correcta y te lo ofrecen en cualquier cafetería y se lo ofrecen a los niños también sin responsabilizarse por el daño que este producto causa.

CAPÍTULO 2

Tu mayor obstáculo

Aunque no lo creas, Monster también eres tú misma, a este proceso se le conoce como autosabotaje: todo parte de un pensamiento, todos tenemos ese Monster dentro y se aparece más seguido de lo que nos gustaría, sin ni siquiera haberlo invitado. Lo que debes hacer es aprender a controlarlo.

El primer paso es respirar profundo y estar consciente de lo que pasa en tu cuerpo con un simple pensamiento.

El segundo paso es hacer una lista por lo que estás agradecida, esta es una gran herramienta, ya que el agradecimiento es una práctica potente que ayuda a cambiar de inmediato el sentido de la vida, ayuda a ver lo que sí hay y lo que has avanzado, en lugar de enfocarte en lo que no hay o hace falta, en ese sentido, te permitirá trazar un plan que puedas llevar a cabo desde el momento que lo decidas.

La constancia y la persistencia sería el tercer paso, ya que son la magia que permite alcanzar tus objetivos. Como te dije al inicio, no es fácil, pero tampoco es imposible. Establece límites con las personas a tu alrededor, infórmales sobre tu decisión de cambiar tu vida a partir de este momento y, si no puedes contar con su apoyo, por lo menos exige su respeto. Sabemos que te vas a tropezar en el camino y lo último que queremos es que te estén juzgando.

Lento pero seguro

¿Cuánto tiempo te llevó adquirir el sobrepeso que tienes hoy en día?

¿Por qué esperas a perderlo en unas cuantas semanas?

¿Por qué buscas que una píldora mágica, una crema milagrosa o una cirugía que te resuelvan el problema?

Una de las claves más importantes es lograr mantener la motivación en el tiempo y atacar el problema desde la raíz.

Hay muchas herramientas ahí afuera, desde contratar un capataz, hasta dejar dinero en garantía, sin embargo, creo, de manera firme, porque lo he comprobado, que dentro de ti está todo el potencial para lograr lo que te propongas, empezando por cambiarte el chip.

Cuando tienes claro qué quieres y por qué es importante para ti lograrlo, no dejas opción para no obtener el resultado deseado, así que rodéate de las personas adecuadas que te acompañen en tu travesía; eso permitirá a que el camino se vuelva mucho más fácil, ya que con el acompañamiento y con el soporte adecuado podrás cortar la curva de aprendizaje, además de que serás entendida y guiada cuando las cosas no salgan como las planeaste.

Cuando quieres hacer muchas cosas a la vez, terminas abrumada y sin hacer nada.

Vivimos en una sociedad desechable, donde vivir hoy es más importante que planear el mañana. Estamos acostumbrados a obtener las cosas de inmediato con solo mover un dedo, ese que utilizamos para tapar el Sol y no ver ni sentir lo que en realidad está sucediendo.

En el programa *Balancea tu azúcar* he trazado un plan integral para llevarte de la mano pasito a pasito a balancear el azúcar en tu sangre, logrando que controles los antojos y la ansiedad. La pérdida de peso llegará en automático como resultado de cambiar tus hábitos y de crear tu propio estilo de vida saludable.

Muchas personas han pasado por ahí, 89 % terminan el programa con un nuevo estilo de vida, y lo más increíble es que su familia se beneficia también con solo ver y aprender con el ejemplo.

El poder de la báscula

¿En qué momento se le ocurrió a la sociedad que un aparato de plástico podría tener tanto poder sobre la mente y sobre las emociones de las personas?

La persona que inventó la báscula merece todo mi respeto y admiración, porque es un instrumento esencial para muchas cosas, entre ellas, el comercio, pues facilita pesar cantidades y realizar intercambios.

Así mismo, considero que subirte a una báscula una o dos veces al año es una medida adecuada para que conozcas más o menos por dónde andas, y digo «más o menos», porque una báscula te muestra, en kilogramos, la cantidad de masa que tiene tu cuerpo, sin darte detalles de cómo está compuesta esa masa (grasa, músculo, agua), además de dejar por fuera otros factores que pueden hacer una gran diferencia a la hora de pesarte y que no son tomados en cuenta normalmente, es decir, si estás vestida, si entraste al baño antes, si estás en tu periodo, entre otros aspectos.

Hay una fuerza muy grande (Monster) que nos ha hecho creer que debemos subirnos a la báscula al iniciar el día para conocer nuestro peso. Mi primer consejo es que le des unas buenas vacaciones a la báscula, porque la información que ella te da (los kilos) no sirve de mucho. Cuando, en realidad, desees subirte a una báscula y quieras conocer tu peso, utiliza un análisis no invasivo de composición corporal que te desglose, de manera detallada, el peso en términos de músculo, de grasa y de agua; el famoso InBody® es una buena opción y no debe hacerse a diario.

Para poder subirte a la báscula debes prepararte mentalmente para aceptar el resultado, sea cual sea. Hay personas a las que les afecta más que a otras ver una diferencia en «el numerito» que muestra la báscula y si eres de ese 99 % de las mujeres a la que le afecta ver que subiste de peso… ¡no te lastimes! Te tengo una solución.

CAPÍTULO 3

Tu guía

Mi vida no tenía nada relacionado con la salud. Era yo una persona normal, con una vida normal, con un sobrepeso «común» y una adicción por el azúcar, como la mayoría de las personas, hasta que, a los veinticinco años, me dio un infarto pulmonar, el cual me marcó para siempre. Estuve hospitalizado, con mucha incertidumbre por no tener un diagnóstico y hasta llegué a pensar que de esa no saldría…

Fue entonces que aprendí que cada uno de nosotros tenemos la capacidad de sembrar lo que más adelante cosecharemos y que, si seguía haciendo lo que estaba haciendo, cavaría mi propia tumba a una edad temprana, y no solo eso, en realidad le estaba dando un pésimo ejemplo y una mala educación a mi hija, Rina, que en ese momento tenía un poco más de un año.

Recuerdo cuando salí del hospital, los médicos me dijeron: «Necesitas perder peso y hacer ejercicio», lo que nunca me dijeron fue cómo podía lograrlo. Esa era una frase que ya venía escuchando más de una década atrás, a la que no le di la importancia necesaria y, cada vez que lo intentaba, a los dos o tres días abortaba la misión y me olvidaba del objetivo.

Así que entiendo perfectamente cómo te sientes, por lo que estás pasando y todo lo que implica empezar a hacer cambios en tu vida, porque también he estado allí. Tengo hipoglucemia reactiva y he logrado perder un poco más de veinte kilogramos sin vivir a dieta. Lo más increíble de todo es que tengo ya algunos años que alcancé mi peso ideal y, desde ahí, he logrado mantenerme en él sin vivir a dieta.

Ayudar a otras personas como tú ahora se volvió mi pasión, estudié Health Coach y logré convertirme en el segundo mexicano en ser miembro de la National Board For Health And Wellness Coaching, en Estados Unidos, con una misión muy clara: ayudar a mamás con sobrepeso y adicción al azúcar a perder peso y balancear el azúcar en su sangre para que puedan verse bien, sentirse increíble y ser un modelo para sus hijos. Antes la diabetes y la obesidad eran enfermedades de personas mayores, hoy te puedes dar cuenta de que no tiene edad, sexo o religión. Los niños de hoy en día están creciendo con serios problemas de diabetes y obesidad.

Adquirir un estilo de vida saludable que te permita alcanzar tu peso ideal no es fácil, pero tampoco es imposible. Con el soporte, la educación y la motivación adecuada he ayudado a muchas personas como tú, así que permíteme tomarte de la mano y no te soltaré hasta que logres tus resultados.

CAPÍTULO 4

El plan

Este plan contiene siete pasos sencillos que te van a poner en el camino adecuado, ya que son la base del programa que he creado y me ha permitido ayudar a cientos de personas a lograr sus objetivos.

Tener un plan detallado con los pasos a seguir te brinda claridad hacia a dónde ir, aun cuando haya neblina en el camino. Conocer los obstáculos a los que te puedes enfrentar te da la oportunidad de prevenir y de evitar la mayoría de ellos, y cuando se te aparezca alguno de ellos, no te agarrará por sorpresa y sabrás qué hacer para brincarlo o darle la vuelta. No obstante, para que el plan en verdad funcione y no se vuelva parte de las resoluciones de Año Nuevo, debes anclarlo emocionalmente.

Crea una nota que tengas visible a diario con las respuestas a las siguientes preguntas:

1. ¿Por qué es importante para ti lograr alcanzar tu peso ideal?
2. ¿Cómo será tu vida en el momento que alcances tu objetivo?
3. ¿A quién impactarías? ¿De qué manera?

Cada persona es diferente y cada uno de estos pasos que a continuación te voy a detallar se aplica de manera distinta. En el programa *Balancea tu azúcar* profundizo cada uno de estos pasos, los desmenuzo para ayudarte a crear tu propio estilo de vida saludable que sea sostenible en el tiempo, en vacaciones, en fiestas y hasta en restaurantes. Estoy seguro de que, a simple vista, ya conoces mucha información alrededor de estos pasos o al menos has oído hablar al respecto, sin embargo, lo valioso es aterrizar estos conceptos y hacerlos parte de tu vida cotidiana de manera sostenible.

Siete pasos para alcanzar tu peso ideal

1.- AUMENTA TU NUTRICIÓN

Las plantas contienen casi todas las vitaminas, los minerales, los antioxidantes, los fitonutrientes y la fibra que merece nuestra dieta. Son esenciales para mantener nuestra biología en equilibrio y, en particular, para regular nuestro metabolismo y nuestro peso.

Las personas más obesas, por desgracia, también son las más deficientes nutricionalmente, no quiere decir que, entre más comas, mejor nutrida estarás; de hecho, entre más calorías consumas, más nutrientes necesitarás.

Las vitaminas y los minerales son el aceite que lubrica nuestro metabolismo y ayudan a que todas las reacciones químicas en nuestro cuerpo funcionen de forma correcta, incluidas aquellas involucradas en la regulación del azúcar y la quema de grasa.

Nuestra dieta actual es rica en energía, tenemos un consumo excesivo de calorías vacías, pobres en nutrientes, porque no tienen suficientes vitaminas ni minerales. Todas estas calorías vacías que consumimos hacen que nuestro metabolismo se descomponga y que la enfermedad y la obesidad florezcan.

Los alimentos completos, aquellos que son reales, que son frescos, que tú misma preparas en tu cocina, son el medicamento más potente que puedes usar para prevenir, para tratar y combatir la diabesidad.

Incrementa tu consumo de verduras. Hay muchas formas de lograrlo, todo dependerá de si te gustan las verduras, si has sido acostumbrada a consumirlas y en qué presentaciones. No creas que consumes verduras cuando te comes una pizza solo porque contiene salsa de tomate.

No todas las verduras tienen la misma densidad nutricional; puedes consumirlas crudas, cocidas o salteadas; evita, a toda costa, consumirlas fritas excusándote en que son verduras. De preferencia, consume las que son de color verde, entre más oscuro, mejor.

Lograr consumir verduras es el mejor regalo que le puedes dar a tu cuerpo.

Hay muchas herramientas que, como todo en la vida, si las ocupas de manera adecuada y en el momento adecuado, te dan el resultado esperado; si no las sabes usar o no lees el instructivo, por más que la máquina haga las cosas por sí sola, podrás tener un percance.

Una de esas herramientas maravillosas son los jugos verdes, estos son una forma increíble y, en verdad, deliciosa de incluir una gran cantidad de verduras a tu alimentación diaria, pero debes tener cuidado con el tipo de jugo, los ingredientes y la cantidad de azúcar. Es importante que no confundas la ingesta de jugos verdes con las dietas détox que hay allá afuera, donde, por unos días, dejas de comer comida para solo consumir jugos y así desintoxicar tu cuerpo. La intención de los jugos verdes es que sin hacer dieta ni pasar hambre, incrementes de manera considerable tu consumo de verduras. Encuentra mi receta favorita de jugos verdes al registrar tu compra en www.alcanzatupesoideal.com

Te recomiendo que comiences tu comida con una sopa de verduras preparada deliciosamente, esta es una gran manera de incluir verduras, además de obtener otros beneficios «secretos» que me gustaría que descubras cuando lo intentes.

Lo ideal es que tu plato siempre esté balanceado, es decir, que contenga 50 % de verduras, 25 % de proteína y 25 % de carbohidratos, y que incluyas grasas saludables también.

Una rica y colorida ensalada puede ser una buena opción para alcanzar ese 50 % de verduras, ahí mismo le puedes poner tu proteína y hasta tu carbohidrato. No tiene por qué estar insípida, pero ten cuidado con los aderezos, porque están cargados de grasa y azúcar o edulcorantes artificiales.

Así como esa, hay muchas otras herramientas para empezar a dar pequeños pasitos y aumentar tu nutrición.

Azúcar en todas sus formas

Consumimos azúcar en todas sus formas. Hoy en día, en promedio, consumimos setenta y cinco kilogramos al año. En la historia de la humanidad nunca habíamos consumido tal medida, es una cantidad completamente perjudicial, una dosis farmacológica que experimenta con la raza humana.

Consumimos la mayoría a través de las bebidas, un refresco de seiscientos mililitros, que hoy es la porción individual, contiene diecisiete cucharaditas de azúcar, hay que tomar en cuenta que el consumo máximo recomendado es de seis cucharaditas de azúcar al día; entonces, con un solo refresco que te tomes al día, estarás consumiendo mucho más azúcar de la que deberías consumir en todo el día, sin tomar en cuenta, hasta este momento, la calidad del azúcar que tiene el refresco.

Es importante que tomes en cuenta que hasta una zanahoria contiene azúcar y si está cocida, te aporta aún más.

Mi recomendación es que a partir de este momento, pongas especial atención en incrementar el consumo de agua simple, sé que al inicio cuesta trabajo, pero con solo incrementarla vas a empezar a ver y a sentir grandes resultados. Hay diferentes técnicas para poder lograrlo, he ayudado a personas que dicen que «si toman agua se oxidan», y después de guiarlas y acompañarlas en el proceso descubren que, en lugar de oxidarse, se sienten más livianas, su piel está más suave, su digestión ha mejorado y su antojo por lo dulce ha disminuido, entre otros aspectos positivos.

Muchas veces confundimos sed con hambre, así que te recomiendo cargar contigo un termo con agua todo el tiempo. A mí me gusta el termo de aluminio porque mantiene fría el agua, es importante que tu agua esté a la temperatura que más te gusta para que la puedas disfrutar. No se trata de sufrir, por ejemplo, si tu paladar está acostumbrado a lo dulce, puedes prepararte infusiones de fruta para darle ese pequeño dulzor al agua, así empezaremos a construir un nuevo hábito.

El veneno

Te voy a hablar ahora de algo que se llama jarabe de maíz de alta fructuosa, este se extrae de los tallos del maíz y es un compuesto químico y novedoso que es más dulce y mucho más barato que el azúcar de caña, por eso es que lo encuentras en cualquier cantidad de bebidas y de alimentos procesados, porque es mucho más barato. Es un producto alimenticio industrial y está lejos de ser natural, por ello, el cuerpo no lo procesa de la misma manera, no requiere digestión y se va directo al torrente sanguíneo impactando el nivel de azúcar en la sangre.

La fructosa va directo al hígado y desencadena la producción de grasas como los triglicéridos y el colesterol, causando un importante daño hepático, el cual se denomina *hígado graso*. Obviamente desencadena grandes picos en la insulina, perfora el revestimiento intestinal y provoca que el intestino sea permeable y que contenga contaminantes como mercurio. Si tienes en tus manos un alimento o una bebida que contiene jarabe de maíz de alta fructosa podrás darte cuenta de que es un producto procesado de muy baja calidad, pobre en nutrientes y un creador de enfermedades, así que te invito a que lo deseches de inmediato. Debemos reducir nuestro consumo de azúcar y con solo evitar el jarabe de maíz de alta fructosa, reducirás, de forma radical, los riesgos en tu salud y mejorarás tu salud en general.

Deficiencias nutricionales

Una dieta rica en nutrientes basada en alimentos reales mejora la expresión de cientos de genes que controlan la función de la insulina y de la obesidad.

Es indispensable que siempre consumas todos los grupos de alimentos, que no elimines ninguno de ellos, sobre todo, que incluyas grasas saludables como el aceite de oliva, las nueces, el aguacate y grasas omega-3, así como también cantidades modestas de proteína magra de origen animal, suficiente con una porción en cada comida del tamaño de la palma de tu mano.

Cuesta trabajo consumir verduras y proteínas porque, sin darnos cuenta, nuestra alimentación está cargada de carbohidratos. Yo antes iba a un restaurante italiano y pedía pizza para compartir, una pasta y postre, y cuando empecé a cambiar mis hábitos, no dejé de ir al restaurante, solo cambié mis elecciones: una ensalada, una proteína para compartir, un café (sin azúcar ni edulcorantes artificiales) y ¡la cuenta!

Mi cuerpo ya no me pedía el postre y podía estar en la misma mesa donde estaba la misma pizza que comía antes, sin luchar contra mi fuerza de voluntad para no comerla. De esa manera siempre puedes ir al restaurante, disfrutar de tu comida, del lugar, del ambiente y de la compañía. El truco aquí es no quedarte sin comer.

La fibra es súper importante, ayuda a retardar la absorción del azúcar en el torrente sanguíneo de nuestro intestino, te hace sentir satisfecha y reduce el colesterol. La fibra proviene de frutas, verduras, nueces, granos enteros y frijoles. En el caso de las frutas, la mayor parte está en las cáscaras.

Además de estos cambios en la dieta, te sugiero que, a diario, consumas suplementos nutricionales de calidad, porque hoy los alimentos ya no tienen los mismos nutrientes que tenían antes; el suelo ya no tiene los mismos nutrientes y se ha demostrado que cada vez poseemos más deficiencias nutricionales que obstaculizan tener una función equilibrada en nuestro cuerpo. Siembra hoy la calidad de vida que te gustaría obtener en un futuro.

No todas las calorías son iguales

Las calorías son una unidad de medida basada en la energía, son una manera de describir la cantidad de energía que podría recibir tu cuerpo al consumir determinado alimento, sin embargo, basarse en esto para tener un estilo de vida saludable, además de ser incómodo por tener que contar o llevar el registro diario, no es adecuado, te voy a explicar por qué.

Si consumes quinientas calorías de refresco o quinientas calorías de brócoli, ¿crees que el efecto en tu cuerpo es el mismo?

La respuesta es no. Si consumes una verdura como lo es el brócoli, este contiene muchos micronutrientes como vitaminas y minerales que le dan a tu cuerpo lo que necesita para funcionar de manera correcta. Si consumes un refresco, su valor nutricional es cero, incluso, negativo, entonces el impacto que tiene en el nivel de azúcar en tu sangre es devastador, sin tomar en cuenta los demás ingredientes como colorantes y fórmulas secretas tóxicas.

No te dejes engañar, es más importante cuidar la calidad de lo que comes, que ver cuántas calorías tiene.

2.- REGULA TUS HORMONAS

Cuando hablamos de tus hormonas, lo más importante es equilibrarlas y balancearlas, como hay muchas hormonas en tu cuerpo, me voy a enfocar en cuatro.

La primera es la insulina; la segunda es la hormona tiroidea; la tercera es la hormona suprarrenal o la del estrés y la cuarta son las hormonas sexuales.

Hablando de la hormona tiroidea, quiero decirte que tu tiroides es la que controla tu metabolismo, es decir, si funciona lento, tu metabolismo disminuye y el riesgo de diabetes aumenta. La glándula tiroides es muy sensible a los efectos ambientales, a las infecciones, a las deficiencias nutricionales como el yodo, el selenio, el zinc y, también, al estrés.

Es muy importante que ingieras suplementos nutricionales para que siempre rellenes esos niveles y tengas los niveles óptimos de vitaminas, de minerales y de antioxidantes en tu cuerpo.

Estudios demuestran que el 20 % de las mujeres tienen la función tiroidea baja y el 50 % de ellas ni siquiera lo sabe.

Acude con un médico endocrinólogo para que verifique que tu función tiroidea sea la adecuada.

Tuve la suerte de ayudar a Sary Salmun, además de ser resistente a la insulina, fue diagnosticada con hipotiroidismo. En su testimonio, ella cuenta cómo estuvo sometida a una dieta hipocalórica de seiscientas calorías por día y en veinte días subió ocho kilos con solo respirar. Tenía un cansancio físico y emocional que le estaba mermando su vida social, familiar y personal. Contaba con la energía mínima indispensable para salir de casa, rendir en el trabajo y regresar a casa en calidad de polvo molido y, por si fuera poco, los efectos secundarios y adversos de los medicamentos eran terribles. Su dinero se había ido a la basura.

A raíz de ese evento la conocí y empezamos a trabajar para cambiar sus hábitos, después de tres semanas, Sary empezó a sentir los cambios reales de su nuevo estilo de vida. Trabajamos durante poco más de un año y ella alcanzó su peso ideal sin vivir a dieta, sin pasar hambre, sin restringir calorías, sin contar puntos y logró recuperar su energía, el brillo en sus ojos, el gusto por vestirse y, sobre todo, las ganas y el deseo de disfrutar su fin de semana fuera de la cama.

Pasamos a la hormona del estrés, la cual se llama cortisol y aumenta el azúcar en la sangre, el colesterol, la depresión e, incluso, la demencia; además, interfiere con la tiroides porque todo nuestro cuerpo está relacionado.

El cortisol tiene un impacto negativo en el sueño, promueve la acumulación de grasa abdominal y aumento de peso. La privación del sueño aumenta el apetito y los antojos de azúcar, ¿te das cuenta del círculo vicioso?

Es muy importante que tengas un sueño reparador, que sea profundo y de calidad, así que te invito a que te desconectes de todos los aparatos una hora antes de dormir y que crees un ritual para que, poco a poco, vuelvas a acostumbrar a tu cuerpo y logres enamorarte de algo tan importante y vital como es el sueño.

El estrés lo puedes ver como una amenaza real o imaginaria para tu cuerpo y para tu ego. Siempre tendrás estresores agudos, intermitentes y eso no se puede evitar, no se puede controlar, pero no es ese estrés agudo que aparece y desaparece lo que te hace daño, lo que realmente causa problemas en tu salud es el estrés crónico.

El estrés crónico se crea en parte por tu actitud hacia el mismo estrés. Te voy a hacer dos preguntas:

1. Cuando ves un vaso con agua y tiene agua a la mitad, ¿lo ves medio lleno o medio vacío?

2. ¿Consideras que el mundo es un lugar seguro o un lugar peligroso?

Dependiendo de tus respuestas, será la manera cómo percibes el estrés. La percepción que tengas del estrés dependerá de tus respuestas. Las situaciones son las mismas para todas las personas y, según cómo las percibas, será como lo provoques, lo generes y te lo quedes.

Los efectos del estrés son moldeados por nuestros pensamientos y déjame decirte que todo parte de allí, pues los pensamientos provocan una actitud que controla nuestros actos y no son más que nuestras creencias limitantes o expansivas.

Podemos modificar nuestras creencias y, así, nuestros pensamientos, como resultado, reduciremos el impacto del estrés diario en nuestras vidas.

Pasemos a la hormona sexual. Demasiada insulina tiene un efecto negativo en tus hormonas sexuales, es decir, a mayor consumo de azúcar, más insulina necesitas y tu cuerpo debe secretar más insulina para poder nivelar y regular ese consumo de azúcar, en fin, otro círculo vicioso, y puede que al ser una mujer te haga sentir más como un hombre y al ser un hombre te haga sentir más como una mujer.

La resistencia a la insulina provoca el crecimiento de vello en la cara y en el cuerpo, y la pérdida de cabellos en la cabeza. También provoca acné y ciclos menstruales irregulares y puede ser una causa no reconocida del síndrome de ovario poliquístico, que causa infertilidad.

3.- REDUCE LA INFLAMACIÓN

Déjame decirte que, cualquier cosa que cause inflamación causará resistencia a la insulina y cualquier cosa que cause resistencia a la insulina, causará inflamación; un círculo vicioso más.

Esta peligrosa espiral está en la raíz de muchas de nuestras enfermedades crónicas del siglo XXI. La inflamación es algo con lo que todos estamos familiarizados: un dolor de garganta, una reacción alérgica con urticaria o un corte que se infecta e inflama, se pone rojo, se calienta y está sensible, pero la inflamación que impulsa la obesidad y las enfermedades crónicas es invisible y no duele.

Estos son algunos de los desencadenantes de la inflamación:

- Azúcar.
- Carbohidratos refinados como pastas, cereales, galletas y todo tipo de panes y panqués que contienen azúcar y harinas refinadas.
- Grasas trans.
- Grasas omega-6.
- Edulcorantes artificiales como el Splenda®.
- Alergias y sensibilidades ocultas.

- Infecciones crónicas.

- Desequilibrios en las bacterias intestinales.

- Toxinas ambientales.

- Estrés.

- Estilo de vida sedentario.

Cuando hablamos de un estilo de vida sedentario lo importante no es recordarte que pases horas en el gimnasio y que tengas un cuerpo de revista, lo importante es que estés en movimiento y, para ello, te voy a dar dos pequeños tips: el primero, trata de subir escaleras en donde puedas, evita el elevador; y el segundo, estaciona tu coche lo más lejos posible de la entrada para que puedas caminar un poquito hacia la puerta. Con el simple hecho de hacer esos pequeños pasitos y de caminar, empezarás a reducir la inflamación.

4.- MEJORA TU DIGESTIÓN

Nuestra dieta ha cambiado de manera dramática en los últimos cien años con la industrialización de nuestro suministro de alimentos.

Hoy en día la dieta es altamente procesada, alta en azúcar, alta en grasa y baja en fibra, imagínate nada más. Muchos otros inventos modernos también lesionan el intestino (donde se obtienen todos los nutrientes), alteran la flora intestinal y producen una inflamación sistémica; incluidos los antibióticos, los bloqueadores de ácido, los medicamentos antiinflamatorios, las aspirinas, los esteroides e, incluso, los partos por cesárea.

El microbioma contiene quinientas especies de bacterias, más de cien billones de células microbianas, estas bacterias controlan la digestión, la inflamación, el metabolismo y el riesgo de cáncer, en especial, de colon; producen vitaminas y nutrientes beneficiosos, así como moléculas que sostienen tu cuerpo y tu ecosistema a través de la simbiosis, que es el equilibrio perfecto que debería existir entre bacterias buenas y bacterias malas. Aunque no lo creas, son necesarias las dos.

¿Sabías que tu peso puede ser controlado más por lo que tus bacterias comen que por lo que tú comes?

Las bacterias intestinales prosperan con lo que tú las alimentas. Si les das alimentos enteros, frescos, reales, crecerán buenas bacterias, pero si les das de comer «basura», los bichos crecerán.

Los bichos malos producen toxinas desagradables que dañan tu revestimiento intestinal, crean un intestino con fugas y todo eso se pasa a tu torrente sanguíneo, lo que provoca una respuesta inmune.

Los probióticos ayudan a enfriar la inflamación, recuperan la simbiosis a diario y te ayudan a alcanzar y a mantener tu peso ideal.

5.- MAXIMIZA LA DESINTOXICACIÓN

Las toxinas ambientales te hacen engordar y también te causan diabetes, dado que los productos químicos a los que estamos expuestos incluyen:

- Pesticidas, principalmente en frutas, verduras y granos enteros.
- Ftalatos en todos los productos de higiene personal.
- Bisfenol A en envases de plástico como botellas de agua.
- Retardante de llama en ropa e, incluso, en los colchones en los que pasamos más de la tercera parte de nuestra vida.
- Metales pesados como el mercurio, el plomo y el arsénico que están en constante contacto a través de diferentes productos que utilizamos en la vida diaria.

Es importante conocer lo que nos está haciendo daño para poder hacer cambios de manera muy sencilla. En lugar de comprar una botella de agua y rellenarla, puedes tener un termo de agua que sea libre de BPA (Bisfenol A) y, de esa manera, ya no estarás en contacto con ese tóxico. ¡Así de simple y sencillo son los pequeños pasos!

6.- AUMENTA TU METABOLISMO

Nuestro metabolismo convierte las calorías y el oxígeno en la energía que alimenta cada célula de nuestro cuerpo. Esta energía se produce en pequeñas fábricas en nuestras células llamadas mitocondrias. En cada célula hay cientos o miles de estas pequeñas fábricas de energía y existen en mayor cantidad en los órganos y en los tejidos activos, como son los músculos, el corazón y el cerebro. El papel del metabolismo es tomar el oxígeno que respiras y los alimentos que consumes y procesarlos para producir energía, es decir, el combustible para la vida. Entonces, la cantidad de energía que tienes, dependerá de la calidad del oxígeno que respiras y de la calidad de los alimentos que consumes.

El fenómeno biológico más importante que causa el envejecimiento es la disminución de la producción de energía en la mitocondria, que resulta del desarrollo de la resistencia a la insulina.

Te puedes dar cuenta cómo la resistencia a la insulina es algo que se crea con el estilo de vida y con los hábitos que tenemos, en ese sentido, una persona diabética no produce energía en sus mitocondrias como lo hace una persona sana.

7.- CALMA TU MENTE

El estrés agudo engorda y contribuye al desarrollo de la obesidad, causa que el azúcar en tu sangre se dispare, daña tu cerebro y afecta el control del apetito, lo que provoca que te dé más hambre y aumente tu deseo de tomar azúcar.

Las personas diabéticas tienen un riesgo mucho mayor de contraer depresión y las personas deprimidas tienen un mayor riesgo de contraer diabetes; un círculo vicioso más a la cuenta.

Las personas deprimidas tienen niveles elevados de cortisol, lo que provoca problemas con el metabolismo del azúcar en la sangre, aumenta la resistencia a la insulina y la acumulación de la grasa abdominal.

Independientemente de cómo impacten las situaciones en tu vida, te generen o no estrés, lo que hará una gran diferencia a partir de este momento es aprender y practicar técnicas que te ayuden a liberarlo. Quizá, hoy no puedas controlar del todo qué tanto adquieres el estrés, pero lo que sí puedes controlar es qué tanto lo liberas, y lo puedes realizar a través de:

- Terapias de relajación.
- Meditación, hoy en día se ha puesto muy de moda por la cantidad de estrés que estamos viviendo y por los efectos increíbles que tiene. Empieza con algo muy sencillo, pero ¡empieza, prueba y ve qué es lo que más te gusta! Observa los beneficios que vas obteniendo y haz algo con lo que te sientas cómoda y sea para ti. No todo es para todos.
- Ejercicios de respiración, normalmente respiramos de manera inconsciente y está comprobado que entre más tiempo pasamos frente a una pantalla, como la televisión, el celular o la computadora, nuestra respiración se vuelve lenta y diferente, lo que provoca que obtengamos menos oxígeno. Muchas reacciones químicas en nuestro cuerpo parten de la respiración.
- Prácticas de yoga.

- Masajes.
- Ejercicio moderado (cuando es extremo, también genera un cierto nivel de estrés que hay que liberar).
- Sauna.
- Bailes.
- Rezar o tener alguna práctica espiritual.
- Reír.

Elige una de las técnicas y empieza a hacerla de manera activa todos los días para que pruebes y veas si te funciona. Encuentra lo que disfrutes y hazlo todos los días. Recuerda que no todo es para todos.

Relajarse es tan importante como respirar, como dormir o comer, y no hacerlo te matará. Es algo que nadie nos enseña nunca, de hecho, el mundo nos enseña que no debemos relajarnos y que cada vez debemos estar más acelerados y hacer más *multitasking*, qué increíble, ¿no?

CAPÍTULO 5

Lo prohibido es lo deseado

Hace un tiempo conocí a Rossy Tobal, quién me pidió ayuda para perder peso y argumentó que había intentado todo y nada le funcionaba. Inclusive, había perdido la credibilidad en ella misma. Estaba obsesionada con su peso, pero se sentía cansada todo el día y con falta de energía, eso sí, tomaba mucha coca de dieta.

En uno de sus cumpleaños, su mamá le regaló un día de compras, es decir, le iba a comprar todo lo que ella deseara durante ese día. Era el mejor regalo que Rossy podría esperar, ya que podía elegir lo que quisiera; sin embargo, en una de las tiendas se sintió tan cansada que se tuvo que sentar y no quiso continuar, así que decidió dejar pasar la oportunidad.

¿Cuántas veces nos pasa que trabajamos muy duro para cumplir un sueño, y cuando se presenta la oportunidad no contamos con la salud necesaria para gozarlo?

Rossy logró tener consciencia y se dio cuenta de que su calidad de vida futura dependería de sus hábitos, pues unos días estaba a dieta y la hacía «perfecta» y, otros, se hartaba, la rompía y comía todo lo que se le antojaba. Estuvo atrapada por mucho tiempo en ese círculo vicioso, ya que ella misma se provocaba grandes picos de azúcar y se sentía muy mal al respecto, mal física y emocionalmente, con inflamación, cansancio, gases y culpa.

Tomaba mucha coca de dieta, entre cinco y seis latas al día. Marcos me dio la información necesaria para encontrar una chispa de motivación y así empezar a cambiar, poco a poquito, me llevó de la mano hasta lograrlo. Nunca me prohibió nada, lo hice con convicción al entender el daño que le hacía a mi cuerpo con tanta azúcar y cafeína, que ni siquiera dormía.

Después de meses de haber iniciado con este pequeño cambio, ya no tengo la tentación ni el antojo de una coca de dieta, ni siquiera pienso en eso, hice un cambio y listo.

No estoy a dieta *versus* No como eso

Al iniciar me inquietó la idea de que fuese a durar pero descubrí que nunca más tengo que romper una dieta, si me ofrecen un helado de chocolate no pienso: «No puedo porque estoy a dieta», simplemente contesto: «No como eso», sin entrar en conflicto. Tengo otras opciones de lo que sí como y me gusta. Una vez que alcancé mi peso ideal, entendí que si me ofrecen ese mismo helado de chocolate y se me antoja, no me lo comeré por impulso, lo pensaré y decidiré; y si mi decisión es comerlo, lo disfrutaré, pero no me culparé. Entendí que la vida no depende del «helado de chocolate». Hay muchas opciones saludables que pueden satisfacer ese antojo dulce sin hacerle daño a mi cuerpo.

Soy una influencia para los demás, en especial, para mi hija

¿Cómo le decía a mi hija que no podía tomar refresco si yo lo tomaba todo el día?

Siento que mal influencié a mi hija pues, entre probadita y probadita, le fui enseñando que tomar refresco era normal, además, le estaba enseñando que los niños podían tomar refresco de dieta (gracias a Marcos hoy conozco el daño que provocan los edulcorantes artificiales que tienen los refrescos de dieta).

Me dolió mucho darme cuenta del ejemplo que le estaba dando mientras le hacía trampas a la dieta. No tenía por qué vivir a dieta y, mucho menos, hacer trampas.

Cuando rompía la dieta y me pedía una pizza, ella también terminaba comiendo eso. Ahora pongo más atención en lo que hay en mi casa y en lo que cocino. Como resultado, hoy mi hija come una sopa de verduras y una pieza de pollo; no una rebanada de pizza y pasta.

Depende de mí, de lo que compre y cocine

Esta es la principal razón por la que decidí enfocarme en ayudar a mamás. Te habrás dado cuenta de que tenemos un problema de salud severo como sociedad. La educación, en cuanto a la alimentación y al cuidado del cuerpo que tenemos hoy en día no es la misma que tenían nuestros abuelos y, tampoco, es la misma que están adquiriendo los niños a través de la mercadotecnia.

Creo, muy firme, que esas estadísticas se pueden revertir de manera sencilla si hacemos pequeños cambios en casa, sin esperar a que el gobierno o la industria hagan los cambios por nosotros. Los niños dependen, al cien por ciento, de sus padres hasta que crecen y se valen por sí mismos, mientras, en su infancia, pasan la gran mayoría del tiempo con su madre, quien los alimenta con base en sus hábitos y antojos; ella es quién hace las compras, quien prepara la comida y quien establece los horarios y las rutinas, al menos de lunes a viernes.

CAPÍTULO 6

Tienes *todo* lo que necesitas para lograrlo

Pretextos hay muchos

Recuerdo cuando empecé a cambiar mis hábitos, hablé con Reyna, mi esposa, y le pedí su apoyo. Gran parte dependía de que ella se subiera a mi barco y accedió. No fue sencillo, creo que hasta hoy tampoco lo es.

Ella preparaba dos comidas, una para mí y otra para todos. Me decía: «Porque estés cambiando tú, no tenemos que cambiar todos» y tenía razón.

Ahí tuve otro gran descubrimiento, el que tenía la gran motivación y el hambre por hacer un cambio era yo, no ella. Así que me mantuve firme y con convicción y, poco a poco y sin forzarlo, influencié a toda mi familia y Reyna comenzó a preparar platillos deliciosos, saludables y con una presentación que todos envidiaban.

No esperes que los niños, cuando prueban algo, te digan: «Sí me gustó, gracias», si se quedan callados, ya ganaste. Hay una implicación emocional de aceptación que, como sociedad, no estamos acostumbrados a admitir, pero eso no quiere decir que no eduquemos con el ejemplo y dejemos una semillita.

La vida no es perfecta

Hoy Reyna prepara una sola comida para toda mi familia, prepara platillos exquisitos, saludables y mantenemos un estilo de vida 90-10, donde 90 % de los ingredientes son saludables, 90 % de los platillos son saludables, el 90 % de las veces. La vida no es perfecta, todos tenemos un antojo dulce que, la mayoría de las veces, lo satisfacemos de manera saludable y, de vez en cuando, también nos damos un gusto, aunque no por eso terminamos en otro camino, tiramos todo por la borda y esperamos a que sea 1 de enero para volver a iniciar. Contamos con las herramientas necesarias para volver a encarrilarnos lo antes posible y sin conocer ni practicar la palabra *dieta*.

Ni muy muy, ni tan tan

Lo que debemos buscar todos los días y en todo momento es un balance. No hay nada que sea ilimitado o que se deba consumir de tal forma, lo que sí es seguro es que todos los excesos son malos.

Desacostumbra a tu paladar

Te quiero compartir un poco sobre mi historia, cuando nació Rina, mi hija, mis hábitos eran muy diferentes, no desayunaba, a medio día siempre comía unas barritas, mis alimentos estaban cargados de carbohidratos y siempre buscaba un postre antes de empezar a comer. A media tarde comía dos o tres dulces, entre ellos, uno salado, un chocolate y uno dulce, sin embargo, nunca tomé refrescos, pero una vez a la semana pedía una pizza y, en ocasiones, hasta me la terminaba yo solo.

Desde que me casé con Reyna designamos un área para los dulces en la despensa, yo le pedí que estuviera al pendiente y que la mantuviera abastecida para que no faltara nada. Le enseñé a Rina a comer dulces, recuerdo que tenía seis meses y le di un caramelo envuelto en una manta de cielo para que no se lo tragara y pudiera saborear el dulce.

Años después nació Ruth, mi segunda hija, ya me había dado el infarto pulmonar y yo estaba en proceso de hacer muchos cambios y de tener muchos descubrimientos.

Cuando nació Alberto, mi tercer hijo, su infancia fue completamente diferente, dado que ya teníamos otra información y experiencia, durante su primer año no probó nada de azúcar que no fuera directo de la fruta. Me acuerdo que tomaba jugo verde, comía quinoa y salmón. Hasta hoy en día es el que mejor come de los tres.

Me di cuenta de que cada uno de nosotros tiene la capacidad de acostumbrar al paladar, que la gran cantidad y la baja calidad del azúcar que consumimos nos orilla y nos impide el deseo de comer frutas y verduras; impide que nos gusten o que se nos antojen, y eso ocasiona otro tipo de problemas porque, por no quedarnos con hambre, terminamos comiendo una gran cantidad de carbohidratos y de productos procesados que nos llenan, pero que no nos nutren.

El poder del olvido

Gracias al olvido es que las mujeres desean tener un segundo hijo después de haber pasado por mucho dolor en el primer parto, ¿cierto?

Es importante responder por escrito a ¿cómo te sientes?, física y emocionalmente cada día; tomarte fotografías de frente y de perfil porque, en poco tiempo, no te acordarás de cómo estabas ni de cómo te sentías. Cuando nos sentimos bien y todo marcha bien, no nos acordamos de lo mal que nos sentíamos o nos veíamos, y ver las fotografías y leer los textos te van a ayudar a recordar y, sobre todo, te van a ayudar a comparar tu avance, lo que te motivará a seguir adelante y a tener presente a dónde no quieres regresar de nuevo.

El peso ideal

Sin que tomes en cuenta de manera estricta un número en específico ni te bases en lo que dicen las tablas, porque cada persona es diferente, el peso ideal es el peso en el que te sientas bien contigo misma, donde te brillen los ojos y te sientas radiante, donde reencuentres el amor por tu cuerpo, el gusto y el deseo por vestirte y verte bien, por salir a la calle y participar en eventos sociales sin importar ser vista, por mantenerte activa, por tener una vida sexual activa. Ese peso ideal no es un número fijo, cambiará en diferentes etapas de tu proceso, con la edad y según las circunstancias de la vida.

Lo que debes tener siempre presente es que tienes que nutrir tu cuerpo, tu alma y tu mente, buscando el equilibrio. Eso implica que debes poner mucha atención a otras áreas, además de la alimentación. Hablar de nutrición no solo es lo que comes, también es lo que escuchas, lo que ves, lo que haces y lo que piensas.

CAPÍTULO 7

Me interesan tus resultados

Si has llegado hasta aquí, ya tienes una muy buena idea de lo que podemos lograr juntos.

La báscula perfecta

Encontré una «báscula» para ayudar a personas como tú en todo el mundo a través de una videoconferencia, y parte de dos principios muy simples: el primero es ¿cómo te sientes? Si te sientes bien, ya estamos avanzando; si te sientes mejor que la semana anterior, más aún; pero si con los cambios que estás haciendo te sientes muy bien, quiere decir que vamos por buen camino.

Y el segundo es ¿cómo te queda tu ropa? La ropa es el mejor indicador para poder medirte sin que un número sea el que mande. A la gran mayoría de las personas que me han brindado la confianza para ayudarlas les ha sucedido lo mismo, con medio centímetro que pierden se sienten increíbles y se motivan porque, cuando se miran en el espejo, encuentran un brillo en sus ojos que ya no veían y de pronto sienten que la ropa no les aprieta como antes. Esa chispa es la primera chispa que buscamos para encender el fuego, a veces aparecerá como un incendio y otras veces solo como una fogata pero, desde este momento, lo que nunca podemos permitir es que se apague, porque prenderla de nuevo costará el doble de trabajo.

Además, habrán semanas, quincenas o meses en que el avance no se reflejará en el peso, sino en las medidas, y viceversa. Qué gran diferencia hubiese sido si en lugar de eso, te hubiese dicho que utilizaras una cinta métrica y vieras que «perdiste medio centímetro». En realidad, estarías viendo que ese «medio centímetro» es menos de lo que mide la uña de tu dedo, y ese pequeño detalle sería suficiente para que activaras a Monster.

¿Te acuerdas de Rossy? Al ofrecerle mi ayuda, le ofrecí soporte 24/7. Al inicio no entendía muy bien de lo que le hablaba, y mucho menos del valor gigantesco que representaba contar con eso, pero al terminar su programa me dijo:

> Recuerdo que un día te escribí que iba a mandar todo a volar. No recuerdo exactamente qué me dijiste, pero al tener tu apoyo, no lo hice. Fue muy importante contar con eso, aun cuando me lo dijiste al inicio, no sabía ni entendía lo que era y mucho menos pensé que lo iba a ocupar.

Es increíble lo que puedes adquirir cuando tienes el soporte y el acompañamiento adecuado y, más aún, cuando estás rodeada de gente que tiene los mismos objetivos que tú.

Hace unos años me invitaron a dar unas entrevistas en la TV y nunca imaginé que Gerardo Guzmán, desde Montreal, Canadá, me daría la oportunidad de ayudarlo, así que te quiero compartir su historia porque es muy inspiradora.

Después de verme en la TV, entró a mi página de internet y se suscribió al *podcast* para escuchar cada uno de los episodios que he publicado ahí de manera gratuita. Luego de un año de escuchar el *podcast* y de recibir mis correos con información valiosa, decidió tomar mi programa *Balancea tu azúcar*.

En el momento que lo conocí, Gerardo llevaba treinta años buscando una fórmula o una solución para balancear el azúcar en su sangre. Siendo hijo de padres diabéticos, sabía que era algo a lo que le debía prestar atención y había probado diferentes métodos para lograrlo y no había encontrado un equilibrio.

Decidió adquirir mi programa *Balancea tu azúcar* porque sintió que podía pasar desapercibido al ser un programa grupal, sintió menos compromiso y presión que si hubiese trabajado uno a uno, como lo hizo Rossy; y así se integró a un grupo virtual de personas que tomaron el mismo programa, cada una desde diversas partes del mundo.

Durante el programa, a diario recibía un video corto con la información necesaria para motivarlo a realizar cambios pequeñitos, día a día. Empezamos por rescatar su cocina, que había sido secuestrada desde hace tiempo por la industria de los alimentos. Aprendió cómo funcionaba su cuerpo en relación con el azúcar, cómo lograr que su plato fuese siempre delicioso, que estuviese balanceado y que fuese nutritivo, al mismo tiempo que preparaba sus alimentos de manera práctica, sencilla y saludable. Se dio cuenta de que basarse en las calorías no era la manera adecuada de tener un estilo de vida saludable. Aprendió todo acerca de los carbohidratos: qué son, en dónde se encuentran, a qué hora debía consumirlos y qué tipos debía consumir. También sobre las proteínas: los tipos, las cantidades y por qué debía consumirlas y hacerlas parte de su vida, aunque le costó un poco más de trabajo. Entendió que las grasas no podían faltar en cada una de sus comidas, así conoció los tipos de grasas, cuándo consumirlas y cómo cocinarlas. Le ayudé a controlar los antojos, a desmoronarlos, a disminuirlos y a satisfacerlos de la manera más adecuada.

Todo eso lo hicimos con pequeños pasitos… Sabía que se iban a aparecer obstáculos en el camino, algunos de ellos los esperaba y, otros, lo agarraron por sorpresa, pero se convirtieron en aprendizajes. Con paciencia y, sabiendo desde dónde partía y hasta dónde quería ir, con el plan adecuado obtuvo *grandes* resultados, no solo la pérdida de peso para siempre y sin vivir a dieta ni pasar hambre, sino que, como diabético, también logró pasar de tener 150 mg/dl en el nivel de azúcar en su sangre a solo 95 mg/dl como una persona normal en tan solo cuatro meses. Además, obtuvo la capacidad de nivelar su energía y de evitar los bajones con solo cambiar sus hábitos y sus horarios. Poco a poco empezó a cuidar lo que comía, hasta comer saludable.

Así empezó a disfrutar de los círculos virtuosos, y cuando comenzó a obtener más energía, tuvo la capacidad de realizar más actividad física y, con ello, en esos cuatro meses, sin hacer dieta ni tomar pastillas, obtuvo mejores y mayores resultados, a diferencia de los últimos treinta años.

El programa le permitió conocer lo que sucede tras bambalinas cuando vamos de compras al supermercado, así como varios tips para convertirse en un comprador efectivo. Le enseñé a leer las etiquetas, de esa manera pudo entender qué es lo que se llevaba a la boca sin depender de mí y sin volver a ser engañado. Aprendió los beneficios de los jugos y licuados, le enseñé la manera adecuada de consumirlos y lo llevé de la mano con recetas para que los preparara, y hoy son parte de su vida diaria, al igual que de la mía.

Lo guie para hacer de la actividad física un hábito que disfrutara y que llevara a cabo con satisfacción y no en contra de su voluntad; también aprendió lo que debía consumir antes y después de hacer ejercicio para que su cuerpo aprovechara el deporte de manera adecuada y pudiera quemar grasa. Trabajé con él su sueño y logré que reencontrara ese amor por dormir, que entendiera el beneficio y la importancia de tener un sueño de calidad, profundo y reparador. Aprendió cómo poner en pausa su mente para darle a su cuerpo el momento adecuado para entrar en el periodo de relajación, de rejuvenecimiento y de reparación.

Y, finalmente, le enseñé cómo mantener ese estilo de vida nuevo que creó en todo momento, fuera de casa, en viajes, en eventos, en días festivos, en reuniones con familiares y hasta en restaurantes.

Platicar conmigo le permitió no solo aprender algo nuevo, sino poner en práctica lo aprendido, y adaptar la información a su persona, a su estilo de vida.

En su testimonio comentó que «es de esas personas que cuando tiene interés, le surgen muchas preguntas», y obtener respuestas a preguntas, de manera inmediata y certera, hizo en él una gran diferencia.

Hoy Gerardo tiene un estilo de vida saludable, está en el proceso de alcanzar su peso ideal, pero sin mencionar la palabra *dieta*, y su calidad de vida ha mejorado de manera drástica, ¿te imaginas lo diferente que está cosechando su futuro? Lo veo radiante, feliz, contento y realizado, como si en el supermercado hubiera comprado una nueva vida que nutriera su cuerpo.

Nadie lo va a hacer por ti, ya que se necesitan más que buenos deseos, así que comprométete con tus resultados, recuerda que tú eres un ejemplo para las personas que están a tu alrededor. La constancia es la clave para lograr lo que te propongas y rodearte de personas que han logrado sus objetivos te impulsará a que sí o sí, lo logres.

Espero haberte ayudado, me encantaría guiarte y apoyarte en el proceso de transformar tu vida a profundidad y la de tu familia con mi programa *Balancea tu azúcar*. Te ofrezco un precio preferencial en www.nutri2.mx/balanceatuazucar y te aseguro que, después de treinta días, no seguirás siendo la misma.

Empieza paso a pasito y comparte lo que has aprendido con las personas a tu alrededor, porque combatir la diabesidad es tarea de todos.

Recuerda registrar tu compra en www.alcanzatupesoideal.com para obtener los recursos que acompañan esta obra. Encontrarás los videos de los testimonios de algunas personas a las que he tenido el privilegio de poder ayudar como Sary, Rossy y Gerardo. Tu transformación después de haber leído este libro es la chispa para ayudar a los demás, me encantaría conocer tu historia y contar con tu reseña en la tienda donde lo adquiriste.

Datos de contacto:

Marcos Masri Ch.

Correo electrónico: marcos@nutri2.mx

Web: www.nutri2.mx

WhatsApp: +525547372583

Facebook e Instagram: @Nutri2.MX

OTROS TÍTULOS SOBRE SALUD PUBLICADOS POR EDIQUID

Redimensiónate y exprésalo en salud (Ilgora Pizzolante)

Yo ronco, tú roncas. ¿Podemos enfermar mientras dormimos? (Minaret Sandrea)

Guía y charlas de meditación (Guillermo Mendoza)

Psicologiando barreras (Luis Gallardo Rojas)

Estrés: Entre la salud, el trastorno y la enfermedad (Roberto Ramírez Bengoa)

El 15q de mi hija y yo (Luis Francisco Solano Ayala)

Cómo mentar madres con estrategia. Un libro de inteligencia emocional (Chetta)

El duelo. La nueva pandemia de las pérdidas (Roberto Ramírez Bengoa)